Stéphane de Mortillet

Finalité thérapeutique de la chirurgie esthétique des seins

Alexandre Penaud
Stéphane de Mortillet

Finalité thérapeutique de la chirurgie esthétique des seins

Résultats d'une étude évaluant les bénéfices psychologiques de la chirurgie esthétique d'augmentation mammaire

Presses Académiques Francophones

Impressum / Mentions légales
Bibliografische Information der Deutschen Nationalbibliothek: Die Deutsche Nationalbibliothek verzeichnet diese Publikation in der Deutschen Nationalbibliografie; detaillierte bibliografische Daten sind im Internet über http://dnb.d-nb.de abrufbar.
Alle in diesem Buch genannten Marken und Produktnamen unterliegen warenzeichen-, marken- oder patentrechtlichem Schutz bzw. sind Warenzeichen oder eingetragene Warenzeichen der jeweiligen Inhaber. Die Wiedergabe von Marken, Produktnamen, Gebrauchsnamen, Handelsnamen, Warenbezeichnungen u.s.w. in diesem Werk berechtigt auch ohne besondere Kennzeichnung nicht zu der Annahme, dass solche Namen im Sinne der Warenzeichen- und Markenschutzgesetzgebung als frei zu betrachten wären und daher von jedermann benutzt werden dürften.

Information bibliographique publiée par la Deutsche Nationalbibliothek: La Deutsche Nationalbibliothek inscrit cette publication à la Deutsche Nationalbibliografie; des données bibliographiques détaillées sont disponibles sur internet à l'adresse http://dnb.d-nb.de.
Toutes marques et noms de produits mentionnés dans ce livre demeurent sous la protection des marques, des marques déposées et des brevets, et sont des marques ou des marques déposées de leurs détenteurs respectifs. L'utilisation des marques, noms de produits, noms communs, noms commerciaux, descriptions de produits, etc, même sans qu'ils soient mentionnés de façon particulière dans ce livre ne signifie en aucune façon que ces noms peuvent être utilisés sans restriction à l'égard de la législation pour la protection des marques et des marques déposées et pourraient donc être utilisés par quiconque.

Coverbild / Photo de couverture: www.ingimage.com

Verlag / Editeur:
Presses Académiques Francophones
ist ein Imprint der / est une marque déposée de
OmniScriptum GmbH & Co. KG
Heinrich-Böcking-Str. 6-8, 66121 Saarbrücken, Deutschland / Allemagne
Email: info@presses-academiques.com

Herstellung: siehe letzte Seite /
Impression: voir la dernière page
ISBN: 978-3-8416-2678-3

Finalité thérapeutique de la chirurgie esthétique des seins.

Résultats d'une étude évaluant les bénéfices psychologiques de la chirurgie esthétique d'augmentation mammaire.

Alexandre PENAUD
Stéphane de MORTILLET

TABLE DES MATIERES

4

INTRODUCTION

Historiquement, la chirurgie était pratiquée pour traiter des désordres organiques lorsqu'il n'y avait pas de solution médicale ou que les autres moyens thérapeutiques avaient échoué. La place de la chirurgie est désormais essentielle dans le traitement de nombreuses maladies et son utilité n'est plus à prouver.

Cependant, opérer dans le seul but d'améliorer la qualité de vie est une évolution récente qui a longtemps été considérée comme inutile.

En effet, la chirurgie esthétique dont l'objectif poursuivi est d'améliorer la qualité de vie, n'entre pas dans le domaine du pathologique à proprement parler, mais on peut considérer qu'elle est désormais devenue un élément de la santé à part entière au sens de la définition de l'Organisation Mondiale de la Santé : «la santé n'est pas seulement l'absence de maladie ou d'invalidité, mais aussi un état général de bien-être physique, mental et social » [1].

La chirurgie esthétique a subi un essor important au cours des dernières décennies ; essor lié à la convergence de plusieurs facteurs.

Il s'agit en premier lieu d'un sujet fréquemment et largement médiatisé et l'on connaît tous l'influence importante que les médias peuvent avoir sur les comportements individuels ou collectifs.

D'autre part, l'amélioration et la simplification des techniques chirurgicales ont contribué à limiter la défiance de la communauté médicale vis-à-vis de cette chirurgie dite de « confort ».

Le troisième facteur, inhérent à l'évolution de notre société, est que la survie n'est plus la seule finalité de la thérapie moderne. Pour tout un chacun, l'amélioration de la qualité de vie est désormais au moins aussi importante.

Le sein, symbole de féminité, associe des aspects esthétiques, psychologiques et sexuels. Une demande de chirurgie d'augmentation mammaire esthétique peut être le signe indiquant une souffrance dans un ou plusieurs de ces domaines, mais la motivation principale pour les femmes désirant cette chirurgie est le souhait de devenir plus satisfaite de leur propre apparence. Il semble évident qu'une opération d'augmentation mammaire avec un résultat esthétique réussi conduirait à une amélioration des principales variables psychologiques comme les troubles de l'image corporelle, de l'estime de soi et de symptômes dépressifs. A cet égard, les chirurgiens plasticiens savent bien que le résultat d'une telle intervention dépasse le cadre de l'amélioration morphologique qui est facilement constatée. Mais, malgré un nombre croissant de publications médicales sur les effets psychologiques positifs de la chirurgie esthétique, seuls quelques articles apportent des critères objectifs quant à l'amélioration de symptômes dépressifs après une chirurgie esthétique d'augmentation mammaire.

Par conséquent, le but de notre étude était d'objectiver dans quelles mesures la chirurgie d'augmentation mammaire pouvait apporter un bénéfice psychologique aux femmes qui subissent cette chirurgie et également de mettre en évidence les liens potentiels entre les différents critères étudiés. À cette fin, nous présentons une étude prospective sur l'image corporelle, l'estime de soi, la sexualité et l'état dépressif d'un groupe de femmes ayant bénéficiées d'une augmentation mammaire bilatérale par implants, à visée esthétique.

I – MATERIELS ET METHODE

1- Population

Cette étude, prospective et multicentrique, concernait 270 femmes qui avaient consulté l'un des 15 chirurgiens plasticiens participants en vue d'une demande d'augmentation mammaire à visée esthétique. Afin d'éviter un biais de sélection, la répartition géographique des chirurgiens plasticiens participants était volontairement variée (Annexe 1).

Lors de la deuxième consultation préopératoire, ces femmes recevaient des questionnaires (décrits ci-après), qu'elles devaient remplir et adresser de façon anonyme à la personne indépendante menant l'étude. Une seconde série de questionnaires était ensuite distribuée aux patientes, au moins 6 mois après l'intervention chirurgicale.

Une période de six mois post-opératoire était choisie pour plusieurs raisons. En premier lieu, il est considéré que trois mois sont nécessaires à une patiente ayant été opérée d'une augmentation mammaire par implants pour retrouver son niveau d'activité antérieure.

Une évaluation trop précoce pouvait être biaisée par les symptômes post-opératoires habituels et afin de limiter le nombre de patientes perdues de vue, il était essentiel de procéder à l'évaluation post-opératoire au cours de la première année lorsque les patientes consultent régulièrement leur chirurgien plasticien. En effet, de nombreuses patientes ne consultent qu'en post opératoire immédiate et ne reviennent ensuite consulter leur chirurgien qu'en cas d'inquiétude ou de problème.

Les patientes n'ayant pas retourné le questionnaire post-opératoire étaient naturellement exclues de l'analyse comparative.

2- Recueil de données

Cette étude a été conduite de Mars 2009 à Mars 2011.

Les femmes participantes étaient invitées à renseigner les données sociodémographiques les concernant.

Les mesures psychométriques réalisées étaient regroupées en quatre catégories: l'image du corps, l'estime de soi, le niveau de dépression et la sexualité.

Un acte de chirurgie esthétique n'est pas un acte anodin, c'est pour cela qu'il existe une réglementation très stricte concernant la pratique de cette chirurgie.

Chaque intervention de chirurgie esthétique doit obligatoirement être précédée de deux consultations espacées d'au moins 15 jours.

Ce délai légal correspond au temps de réflexion obligatoire et incompressible assurant à la personne concernée, la garantie de prendre une décision éclairée.

La première consultation avec le chirurgien permet de définir la demande précise de la patiente et les raisons qui motivent cette demande.

C'est lors de cette consultation, que le chirurgien doit identifier les patientes porteuses d'une perturbation psychologique importante ou d'une pathologie psychiatrique pouvant contre-indiquer de manière définitive ou temporaire la chirurgie.

C'est au cours de cet entretien que sont également délivrées les informations concernant la technique chirurgicale utilisée, les risques encourus tant anesthésiques que chirurgicaux, les complications possibles, les conditions de réalisation de l'intervention chirurgicale et également le coût de l'intervention détaillé dans un devis. Dans le cas d'une chirurgie esthétique, l'ensemble des frais est à la charge du patient (consultations, analyses biologiques, frais d'hospitalisation, frais d'anesthésie, frais de chirurgie, soins post-opératoires…).

Une fiche d'information détaillée de l'intervention est remise à la patiente à ce moment.

Concernant notre étude, c'était lors de la seconde consultation, en plus du complément d'informations spécifiques à la chirurgie, que le chirurgien établissait le score de dépression selon l'échelle de Hamilton et remettait le questionnaire pré-opératoire à la patiente.

Les patientes étaient alors informées qu'elles auraient à remplir lors d'une consultation de contrôle post-opératoire à 6 mois de l'intervention un second questionnaire avec une nouvelle évaluation du score de Hamilton par leur chirurgien.

Les questionnaires remplis et anonymisés devaient être envoyés par courrier à l'instigateur de l'étude.

3- Les questionnaires

3-1 Analyse des critères de dépression

L'évaluation de l'état de dépression était réalisée pendant la consultation par le chirurgien plasticien lui-même en utilisant l'échelle de dépression de Hamilton [2] qui est l'une des plus utilisées par les professionnels de la santé pour évaluer l'évolution des symptômes lors du traitement (psychothérapie ou médicaments antidépresseurs) de la dépression. Cette échelle quantifie donc les signes présentés par la patiente en faveur d'une dépression, selon les critères du DSM IV (Annexe 2) [3,4].

L'intensité de la dépression était calculée en fonction du score de Hamilton total:
0 à 7: absence de dépression, 8 à 17: dépression légère, 18 à 25: dépression modérée, 26 à 52: dépression sévère.

3-2 Analyse des motivations

En pré-opératoire, il était demandé aux patientes de se prononcer sur la motivation principale à l'origine de leur demande de chirurgie esthétique.

Elles devaient choisir un des 4 items suivants :

- *pour mon plaisir*
- *je ne me supporte plus comme je suis*
- *pour faire plaisir à mon partenaire*
- *toute autre raison (à expliciter)*

3-3 Données sociodémographiques

Une enquête sociodémographique était associée au questionnaire préopératoire.

Les données recueillies recensaient l'âge, le statut marital, le nombre d'enfants, l'existence

d'un partenaire sexuel stable ou de partenaires multiples, le lieu de résidence et la profession ou l'absence d'activité professionnelle et ses conditions (chômage, retraite, RMI, autres cas…).

3-4 Analyse de l'image du corps

Un questionnaire sur l'image du corps (IDC) était également proposé aux patientes. Ce questionnaire, tiré du « Derogatis Sexual Functioning Inventory » (DFSI) (Annexe 3) [5], a été traduit en français par Buvat.

Nous avons utilisé le questionnaire se rapportant aux femmes en excluant les questions s'adressant aux hommes.

Ce questionnaire comprenait quinze assertions analysant la manière dont la patiente voyait son propre corps. Pour chaque item, la patiente devait choisir parmi les cinq propositions celle qui lui correspondait le mieux.

12

Lors du calcul du score final, la cotation des réponses était inversée pour les assertions 3 et 10 à 15.

Le score final s'échelonnait entre 0 pour une excellente IDC et 60 pour une très mauvaise IDC, un score de 30 constituant une moyenne.

3-5 Analyse de l'estime de soi

Le questionnaire analysant l'estime de soi (EDS) a été traduit en français par Jean-Marie Boisvert [6] à partir du document original de Walter W. Hudson (Annexe 4) [7].

Vingt-cinq items constituaient ce questionnaire, pour chacun des items la patiente devait choisir parmi les 5 propositions possibles, celle qui lui correspondait le mieux :

1 -   *Rarement ou jamais*

2 -   *De temps en temps*

3 -   *Quelquefois*

4-   *Une bonne partie du temps*

5 -   *La plupart du temps*

L'image du corps était considérée comme normale si le score total était inférieur ou égal à 31 et anormale si il était supérieur à 31.

3-6 Etude de la sexualité

La sexualité des patientes était évaluée en utilisant le questionnaire «Arizona Sexual Experience Scale» (ASEX) [4] et un auto-questionnaire sur la qualité de la relation sexuelle.

3-6-1 Le questionnaire ASEX

Le questionnaire ASEX a été rédigé pour déterminer la sévérité de la dysfonction sexuelle. Il a été traduit en français à partir du document américain original [8] et validé par le Pr. Y. Lecrubier (Département de psychiatrie, Hôpital de la Pitié-Salpétrière, Paris). Toutefois, la validation biométrique de la version française du questionnaire n'a pas encore été publiée. (Annexe 5).

Ce test explore la libido (appétit et désir sexuel), l'excitation (lubrification vaginale) et l'orgasme à partir de cinq questions.

Les patientes étaient invitées à répondre à ce questionnaire que dans le cas où elles avaient eu une activité sexuelle dans la semaine précédente.

On considérait la fonction sexuelle perturbée si le total était supérieur à 19 et/ou si un item était supérieur ou égal à 5 et/ou si trois items étaient supérieurs ou égaux à 4.

Dans les autres cas, la sexualité était d'autant plus satisfaisante pour la femme que le score ASEX était bas.

3-6-2 Auto-évaluation de la qualité de la relation sexuelle

La qualité de la relation sexuelle de la patiente était évaluée par une version traduite en français de l'Indice de Satisfaction Sexuelle Globale (GSSI), tiré du Derogatis Sexual Functioning Inventory [5]. Il s'agit d'une échelle d'auto-évaluation simple de la relation sexuelle de la patiente.

Les patientes devaient choisir l'item correspondant le plus à leur expérience personnelle, parmi les 9 propositions suivantes :

8. ne pourrait pas être meilleure

7. excellente

6. bonne

5. *au dessus de la moyenne*

4. *adéquate*

3. *quelque peu inadéquate*

2. *pauvre*

1. *fortement inadéquate*

0. *ne pourrait être pire.*

3-7 Questionnaire de satisfaction

En post-opératoire, il était demandé aux femmes d'évaluer leur satisfaction vis à vis du résultat de l'intervention chirurgicale subie, en terme de bien-être personnel et d'amélioration de leur image du corps en choisissant parmi 5 propositions :

1- très satisfaite

2- satisfaite

3- assez satisfaite

4- peu satisfaite

5- pas du tout satisfaite

Le partenaire ou le conjoint des patientes devait également donner son jugement sur l'intervention en choisissant parmi six items, les cinq précédents et l'item : « indifférent ».

4- Analyse statistique

L'analyse statistique concernant l'évolution des différents scores avant et après intervention chirurgicale était réalisée à partir du test de Student (séries appariées).

15

Pour une échelle donnée, au lieu de comparer la moyenne de chaque score avant et après la chirurgie, nous avons calculé le différentiel de score pour chaque test et pour chaque patiente, puis on a comparé la moyenne de ces différentiels par rapport à 0, moyenne théorique de l'hypothèse « nulle » selon laquelle la chirurgie est sans effet.

La patiente devenait ainsi son propre témoin, la variance des données était ainsi nettement diminuée et le test gagnait en puissance.

Concernant l'étude des corrélations entre chaque test, le test statistique de corrélation linéaire de Bravais - Pearson était utilisé.

II- RESULTATS

1- Taux de réponse

Durant la période de l'étude, 387 questionnaires pré-opératoires ont été distribués aux 23 chirurgiens plasticiens ayant initialement accepté de participer.

Parmi eux, 15 chirurgiens ont effectivement participé à l'étude et ainsi distribué les questionnaires à leurs patientes.

73,3% des chirurgiens participants travaillaient en secteur privé (n=11) et 26,7% en secteur public (n=4).

L'origine géographique des chirurgiens participants était variée et concernait principalement le Centre, le Sud-Ouest, la région PACA et l'est de la France.

Sur les 387 questionnaires envoyés aux chirurgiens, 238 questionnaires ont réellement été remis à des patientes et 181 nous ont été retournés par voie postale, soit 76% des questionnaires remis.

16

Le nombre de questionnaires post-opératoire reçus était de 102 sur les 181 possibles, ce qui représente un taux de réponse en post-opératoire de 56,4%.
Le délai moyen de réception du second questionnaire était de 232 jours.

Notre travail a comporté d'une part une analyse démographique et socio-économique avant chirurgie de la population de 181 patientes, ainsi qu'une analyse de leur motivation.
D'autre part, une étude descriptive et comparative avant et après la pose d'implants mammaires à visée esthétique était menée à partir des 102 patientes dont nous avions reçu les deux séries de questionnaires.

2- Etude démographique et socio-économique

2-1 Age

L'âge moyen des de notre population étudiée était de 34,3 +/- 8,5 ans [min. 19 ans – max. 67 ans].

La répartition des patientes selon leur âge était la suivante :

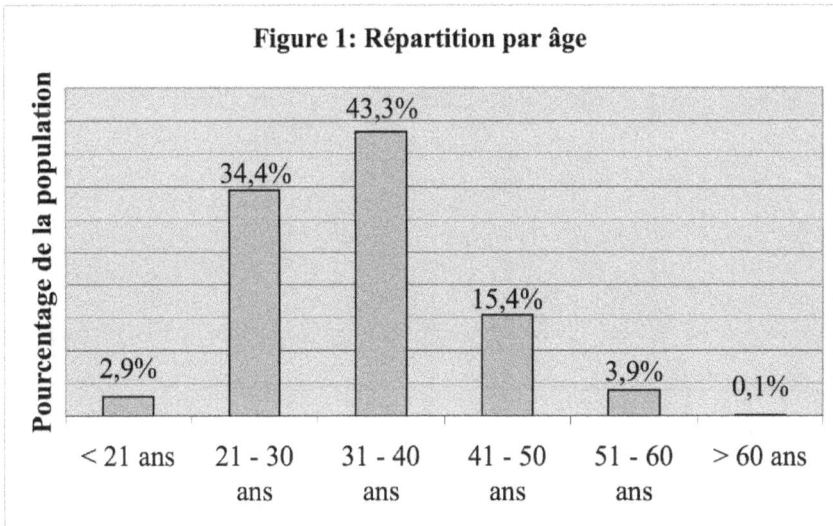

Figure 1: Répartition par âge

17

2-2 Statut marital

Dans notre population étudiée, 68,5% des femmes étaient mariées ou vivaient en concubinage (n=124).

La répartition des autres femmes, célibataires, divorcées ou veuves était la suivante :

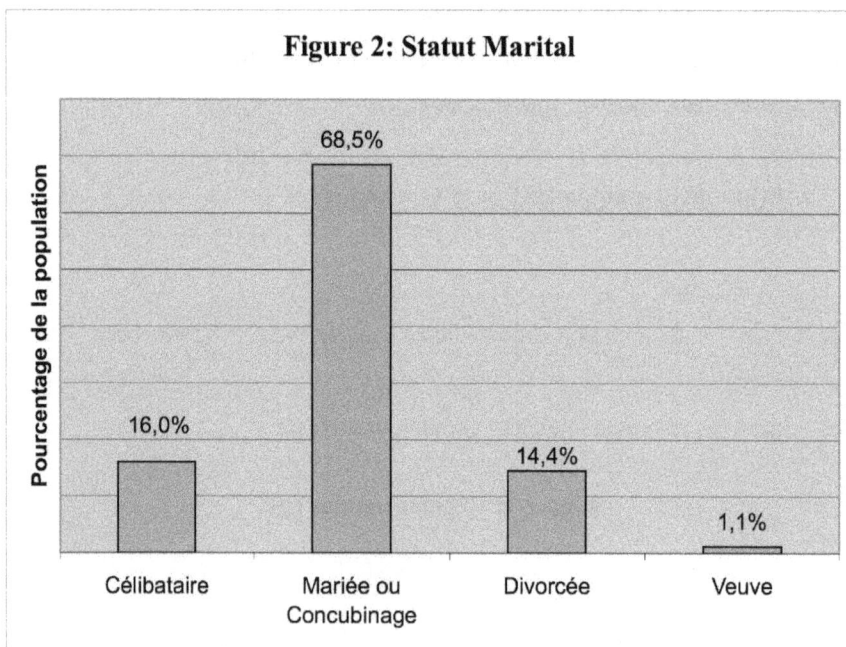

La durée de vie commune des femmes mariées ou en concubinage se répartissait de la façon suivante :

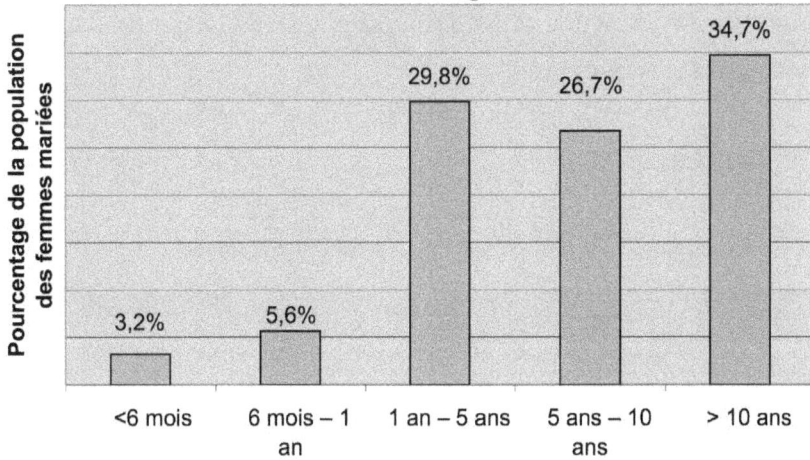

Figure 3: Durée de vie commune des femmes mariées ou en concubinage

2-3 Nombre d'enfant(s)

Seulement 21,5% des femmes de notre population n'avaient pas eu d'enfant.

La répartition du nombre d'enfants par femme est illustrée ci-dessous :

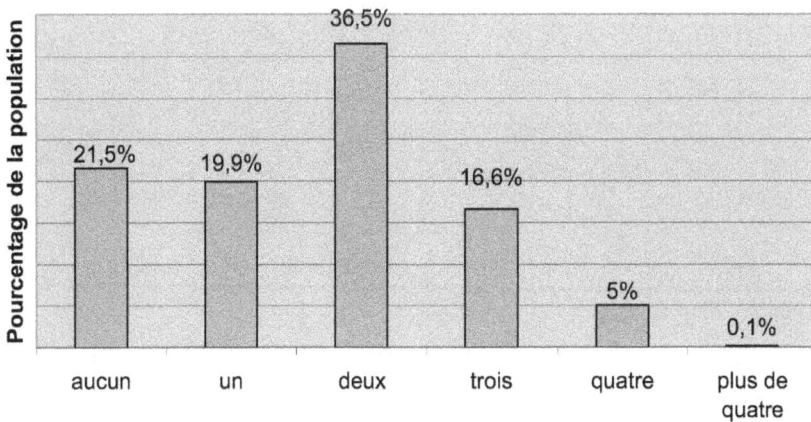

Figure 4: Nombre d'enfants par patiente

19

2-4 Partenaires

95% des femmes avaient déclaré avoir un partenaire sexuel unique (n=172) et 5% des partenaires multiples (n=9).

2-5 Habitat

La majorité des femmes de notre étude vivaient en milieu urbain.
La répartition était la suivante :

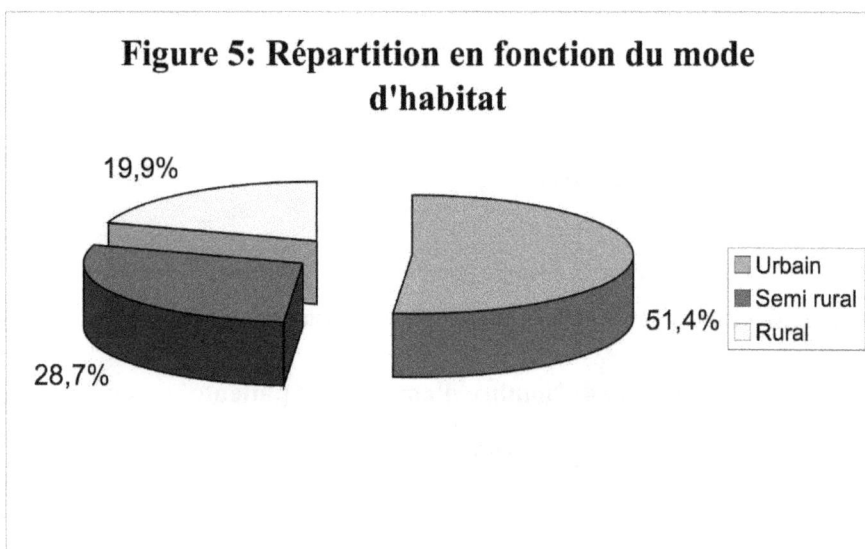

Figure 5: Répartition en fonction du mode d'habitat

19,9%

28,7%

51,4%

Urbain
Semi rural
Rural

2-6 Activité professionnelle

83,9% des femmes déclaraient exercer une activité professionnelle avant leur intervention chirurgicale (n=152).

Parmi les 29 femmes qui déclaraient ne pas exercer d'activité professionnelle, il était retrouvé : 10 patientes au chômage (5,5%), 4 patientes bénéficiant du RMI (2,2%), une retraitée, une patiente en invalidité et 13 femmes au foyer (soit 7,2%).

Figure 6: Répartition de la population selon l'activité professionnelle

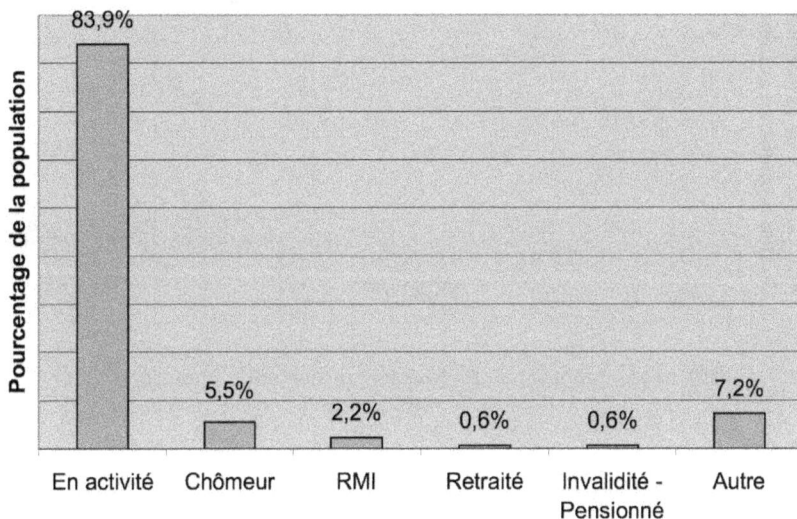

Parmi les femmes qui exerçaient une activité professionnelle, 61,2% d'entre elles étaient employées ou ouvrières (n=93).

Seules 6 femmes exerçaient une fonction de dirigeant ou de cadre supérieur (3,3%) et 11 (6%) une profession libérale.

Dix-huit femmes (10%) exerçaient une activité professionnelle autre :

Agent de maîtrise (1), militaire (4), étudiante (2), assistante maternelle (3), agent à domicile (2), Intérimaire (1), activité non précisée pour 5.

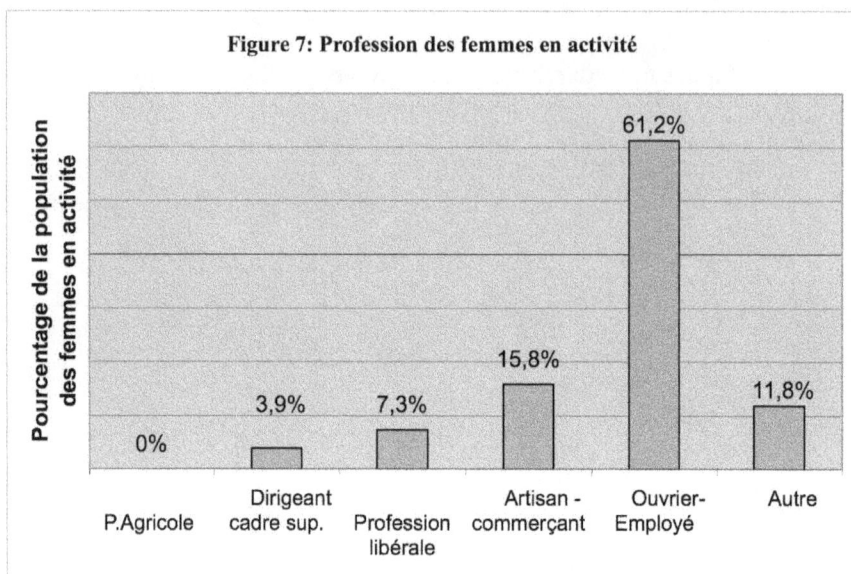

Figure 7: Profession des femmes en activité

2-7 Motivations

Pour 57,7% des patientes, la motivation première pour réaliser cette chirurgie esthétique était: " Je ne me supporte plus comme je suis ".

La décision de réaliser l'intervention chirurgicale "pour mon plaisir" était prise par 39,9% des patients et celle de réaliser l'intervention "pour faire plaisir à mon conjoint", par 1,1% des patients de l'étude.

3 – Etude de l'impact de la chirurgie d'augmentation mammaire

3-1 Analyse de la dépression

L'étude comparative des 122 patientes ayant renvoyées les questionnaires pré et postopératoire révélait que 28,6% (n=35) des patientes présentaient une dépression avant l'intervention, contre 15,5% (n=16) après.

Le tableau I montre la répartition des patientes en fonction de la sévérité de la dépression selon Hamilton.

Il faut cependant noter que, pour l'unique patiente en dépression sévère après l'intervention, un évènement affectif familial et récent était survenu après l'intervention chirurgicale.

Tableau I : Analyse du score de Hamilton

Degré de dépression	Pré-opératoire n=102	Post-opératoire n=102
Pas de dépression	72 (70,6%)	86 (84,3%)
Dépression légère	24 (23,5%)	14 (13,7%)
Dépression modérée	4 (3,9%)	1 (1,0%)
Dépression sévère	2 (2,0%)	1 (1,0%)

Les valeurs sont représentées en valeur absolue (pourcentage).

Nous avons également étudié l'évolution ou la stagnation du statut dépressif de chaque femme après l'intervention chirurgicale.

Parmi les 35 femmes identifiées comme dépressives avant la chirurgie, 19 d'entre elles ne l'était plus après l'intervention.

Parmi les 87 femmes qui ne présentaient pas de critère de dépression avant la chirurgie, seulement 2 étaient retrouvées dépressives après. Pour ces 2 patientes, le score de Hamilton n'avait finalement évolué que de 7 à 8 pour l'une et de 5 à 12

23

pour la seconde.

Le score de Hamilton moyen était de 5,41 +/-6,02 avant chirurgie contre 3, 47 ± 5,27 après.

En analysant le différentiel de score de Hamilton pour chaque patiente avant et après l'intervention, on constatait que le différentiel moyen était de -1,84 ±4,84 ($p<0,001$).

Dans notre étude, le score de dépression selon Hamilton était amélioré de façon statistiquement significative après augmentation mammaire par implants à visée esthétique.

3-2 Analyse de l'image du corps

Dans un premier temps, pour avoir une représentation plus précise de notre population, nous avons constitué 4 sous groupes en fonction du score obtenu, comme cela est présenté dans le tableau ci-dessous.

Cette partition non validée, nous a cependant permis un comparatif plus précis dans l'étude suivante des opérées.

L'image du corps était retrouvée bonne pour 76,2% des patientes en préopératoire et pour 93,4% d'entre elles à distance de l'intervention.

La répartition de l'image du corps des patientes avant et après chirurgie est représentée dans le tableau II.

Tableau II : Analyse de l'image du corps

	Pré-opératoire n=102	Post-opératoire n=102
Très bonne à bonne IDC	12 (11,8%)	53 (51,9%)
Assez bonne à moyenne IDC	64 (62,7%)	41 (40,3%)
Moyenne à assez mauvaise IDC	24 (23,5%)	8 (7,8%)
Mauvaise à très mauvaise IDC	2 (2,0%)	0 (0%)

Les valeurs sont représentées en valeur absolue (pourcentage).
IDC : Image du corps

Nous avons également comparé les scores moyens obtenus lors du questionnaire d'IDC utilisé par chacune des patientes.

Rappelons que dans l'interprétation des résultats de l'échelle d'IDC utilisée, 0 correspond à la meilleure IDC et 60 à la plus mauvaise IDC.

L'étude comparative des scores d'IDC avant et après chirurgie retrouvait une amélioration du score d'IDC chez 85,2% des patientes. Le score moyen était de 24,80 ±8,45 avant la chirurgie et de 16,63 ±8,42 après.

Le différentiel de score d'IDC moyen avant et après chirurgie était de -8,42 ±7,58 (p <0,001).

25

Dans notre étude, l'image du corps était significativement améliorée après une chirurgie esthétique d'augmentation mammaire.

3-3 Analyse de l'estime de soi

L'estime de soi était retrouvée comme normale après la chirurgie chez 59% des patientes, alors qu'avant la chirurgie l'estime de soi était retrouvée normale chez 50% d'entre elles.

Le tableau III montre la répartition des femmes avant et après la chirurgie en fonction de la qualité de leur estime de soi.

Tableau III : Analyse de l'estime de soi

	Pré-opératoire n=102	Post-opératoire n=102
EDS normale	52 (50,9%)	60 (58,8%)
EDS altérée	50 (49,1%)	42 (41,2%)

Les valeurs sont représentées en valeur absolue (pourcentage).
EDS : Estime de soi

L'analyse de l'évolution de l'estime de soi de chaque patiente avant et après chirurgie montrait que parmi les 61 femmes ayant une mauvaise estime de soi avant l'intervention, 24 d'entre elles retrouvaient une bonne estime de soi après chirurgie.

26

L'estime de soi augmentait chez 68,0% des patientes (=83) et restait stable pour 1,6% d'entre elles (n=2).

Le score d'EDS moyen était de 34,51 ±16,80 avant la chirurgie et de 28,68 ±14,91 après.

Le score différentiel moyen de l'EDS avant et après chirurgie était de 6,12 ±12,38 ($p <0,001$).

Dans notre étude, il existait une amélioration statistiquement très significative de l'estime de soi des patientes après l'augmentation mammaire par prothèse.

3-4 Analyse de la corrélation entre les différents tests

La corrélation entre l'image du corps et l'estime de soi était forte (r=0,5). Ce résultat était statistiquement significatif ($p<0,001$).

Il existait également une corrélation statistique entre l'estime de soi et la dépression.

Les résultats des différentes corrélations testées sont regroupés dans le tableau IV.

Tableau IV :

Corrélations testées, coefficient de corrélation (*r*) et niveau de significativité (*t*).

Corrélations testées	*r*	*t*	*p*
Image du corps – Estime de soi	0,500	5,742	<<0,001
Image du corps - Dépression	0,237	2,44	<0,02
Estime de soi - Dépression	0,296	3,084	<0,01

Les valeurs sont représentées en valeur absolue (pourcentage).

3-5 Analyse de l'activité sexuelle

3-5-1 Evaluation ASEX

Une seule patiente n'avait pas répondu à cette évaluation en post-opératoire.

Nous rappelons qu'une dysfonction sexuelle d'après le questionnaire utilisé correspond à au moins une des situations suivantes :

- un total de tous les items supérieur à 19
- trois items supérieurs ou égaux à 4
- un item supérieur ou égal à 5

Le pourcentage de patientes ayant une dysfonction sexuelle avant l'intervention était de 20,5%

contre 14,1% après. Ces résultats sont présentés dans le tableau V.

Tableau V : Analyse de la dysfonction sexuelle

	Pré-opératoire n=102	Post-opératoire n=101
Dysfonction sexuelle	20 (19,6%)	15 (14,8%)
Absence de dysfonction sexuelle	82 (80,4%)	86 (85,2%)

Les valeurs sont représentées en valeur absolue (pourcentage).

L'analyse comparative des dossiers évaluant la dépression et la dysfonction sexuelle montrait que parmi les 25 femmes présentant une dysfonction sexuelle avant la chirurgie, 12 étaient déprimées. Après chirurgie, seulement 5 femmes conservaient une dysfonction sexuelle et 3 d'entre elles restaient déprimées.

Le score ASEX moyen était de 11,27 ±4,23 en préopératoire et de 10,79 ± 3,94 en postopératoire. Le différentiel moyen de ce score était de -0,50 ±3,69 ($p>0,05$).

Il existait dans cette étude une amélioration non significative du score ASEX après la chirurgie.

3-5-2 Etude de qualité de la relation sexuelle

Les résultats de la qualité de la relation sexuelle auto-évaluée par les patientes avant et après chirurgie sont répertoriés dans le tableau VI.

Tableau VI : Evaluation de la qualité de la relation sexuelle

Qualité de la relation sexuelle	pré-opératoire n=102	post-opératoire n=101
ne pourrait être meilleure	5 (4,9%)	5 (4,9%)
excellente	27 (26,4%)	36 (35,7%)
bonne	26 (25,5%)	35 (34,7%)
au dessus de la moyenne	2 (2,0%)	4 (3,9%)
adéquate	19 (18,7%)	6 (5,95%)
quelque peu inadéquate	12 (11,7%)	6 (5,95%)
pauvre	4 (3,9%)	5 (4,9%)
fortement inadéquate	2 (2,0%)	2 (2,0%)
ne pourrait être pire	5 (4,9%)	2 (2,0%)

Les valeurs sont représentées en valeur absolue (pourcentage).

30

Pour comparer les 2 groupes, nous avons pris en compte la moyenne des scores correspondant à chaque item quantifiant la satisfaction que les femmes avaient de leur relation sexuelle.

L'étude de l'évolution individuelle du score montrait que 56 patientes avaient une augmentation du score en postopératoire, 26 en avaient une diminution et 39 une stabilité.

Une patiente n'avait pas répondu à cette question en postopératoire.

La moyenne du score préopératoire était de 5,11 ±2,10 contre 5,74 ±1,73 en postopératoire.

L'évolution moyenne de ce score pour chaque patiente, avant et après l'intervention, était de 0,55 ±1,81. Cette différence est statistiquement significative ($p < 0,01$).

Il existait une amélioration statistiquement significative ($p < 0,01$) de la qualité de la relation sexuelle des patientes après l'intervention.

3-6 Analyse de la satisfaction

L'analyse des taux de satisfaction en terme de bien-être et d'amélioration de l'image du corps que l'augmentation mammaire avait apporté à la patiente et à son conjoint est répertoriée dans le tableau VII.

Tableau VII : Evaluation du taux de satisfaction post-opératoire

Taux de satisfaction	Patiente n=100	Conjoint n=98
Très satisfait(e)	60 (60,0%)	65 (66,3%)
Satisfait(e)	29 (29,0%)	30 (30,6%)
Assez satisfait(e)	11 (11,0%)	3 (3,1%)
Peu satisfait(e)	0 (0%)	0 (0%)
Pas du tout satisfait(e)	0 (0%)	0 (0%)
Indifférent	0 (0%)	0 (0%)

Les valeurs sont représentées en valeur absolue (pourcentage).

Le taux de patientes satisfaites ou très satisfaites de leur intervention chirurgicale esthétique et des bénéfices qu'elles estimaient en avoir retiré était de 89%. Ce taux de satisfaction était de 96,9% pour les conjoints.

III- DISCUSSION

1- Méthodologie

Afin d'obtenir une large diversité dans la population à analyser, nous avons réalisé cette étude de manière multicentrique.

Notre étude était également prospective et le recul d'au moins 6 mois post-opératoire pour le second questionnaire avait été choisi pour plusieurs raisons.

Il est considéré que 3 mois sont nécessaires à une patiente pour retrouver son niveau d'activité antérieur. Une évaluation trop précoce pourrait être biaisée par les symptômes habituels des suites post-opératoires, comme une douleur, un œdème ou des ecchymoses. Pour éviter les « perdues de vue », il était cependant indispensable de réaliser l'évaluation post-opératoire pendant la première année, période où les patientes étaient suivies régulièrement par le chirurgien.

Une analyse à plus long terme serait évidemment très instructive, mais il est très difficile dans le domaine de la chirurgie esthétique, de pouvoir de nouveau impliquer les patientes à distance de leur chirurgie en dehors de tout événement intercurrent. De plus, le règlement des consultations étant souvent à leur charge, cela rajoute à la difficulté de les faire revenir en contrôle très à distance.

2- Taux de réponses

Quinze des 23 chirurgiens ayant acceptés de participer à l'étude ont réellement distribué les questionnaires à leurs patientes. La principale raison invoquée par les chirurgiens qui n'ont finalement pas participés à l'étude, était que les questions ayant trait à l'activité sexuelle de leurs patientes pouvaient entraîner une gêne dans leur relation professionnelle avec leurs patientes

Parmi les 270 femmes ayant consulté un des chirurgiens plasticiens participant en vue d'une augmentation mammaire esthétique par implants et ayant reçu un questionnaire avant leur intervention, seules 181 d'entre elles ont répondu à ce questionnaire. Ce taux de réponse décevant peut s'expliquer par un manque de motivation des patientes ou par la gêne causée par les questions relatives à la sexualité.

Comme cela est rapporté pour toute enquête sur ce sujet, il peut donc exister un biais dans le recrutement, les femmes répondant à ce type de questionnaire portant sur leur psychologie se sentant plus libres à ce propos ou plus motivées.

Le taux de réponse post-opératoire de 56,4% peut être imputé à plusieurs causes.

Tout d'abord, le délai de 6 mois post-opératoire n'était pas atteint pour 27 patientes lorsque nous avons colligé les résultats, le second questionnaire ne leur avait donc pas été encore remis.

De plus, une fois l'intervention chirurgicale réalisée, un désintéressement pour l'étude pouvait expliquer le non retour du questionnaire post-opératoire.

La difficulté pour recueillir l'ensemble des questionnaires était principalement causée par l'absolue nécessité de préserver l'anonymat des réponses. En effet, seul le chirurgien plasticien traitant connaissait l'identité des patientes à qui il avait remis un questionnaire et ce afin d'éviter tout biais dans la sélection des réponses. En revanche, le chirurgien n'avait nullement accès aux réponses de ses patientes, en dehors du questionnaire de Hamilton qu'il effectuait lui-même. Du fait de cet anonymat voulu et nécessaire, nous ne pouvions pas effectuer de relance directement auprès de la patiente, ce qui est un procédé habituel pour recontacter les patientes aux bons souvenirs de l'étude.

3- Sociodémographie

Les femmes ayant recours à la chirurgie esthétique d'augmentation mammaire sont généralement stéréotypées dans les médias comme étant de jeunes femmes célibataires, financièrement aisées et souhaitant une poitrine plus généreuse pour trouver un partenaire et/ou se mettre en valeur [9-10-11]. Le terme argotique de « bimbo » peut ainsi être à tord utilisé.

Car la réalité est toute autre, ce que plusieurs autres publications ont déjà pu démontrer [9-10-11]. Dans notre étude, il s'agissait principalement de femmes âgées de 31 à 40 ans, mariées ou en concubinage depuis au moins 1 an, ayant au moins un enfant et vivant dans les zones urbaines. Il est également intéressant de constater qu'en dépit du fait que ce type d'interventions à visée esthétique n'est pas pris en charge par la sécurité sociale, **la majorité des femmes de notre étude étaient issues de la classe sociale moyenne.**

En effet, près de 8% des femmes de notre étude avaient déclaré être au chômage ou bénéficié du revenu minimum d'insertion. Parmi les patientes ayant déclarées avoir un emploi, force est de constater que 61,2% d'entre elles étaient employées ou ouvrières, soit appartenant à une classe sociale moyenne et ayant ainsi économiser année après année pour pouvoir financer cette intervention non prise en charge par la sécurité sociale.

A contrario, seulement 10% des femmes avaient déclaré exercer une profession libérale ou être dirigeant - cadre supérieur.

Nos données corroborent donc celles retrouvées dans une étude anglo-saxonne de 2007, qui étudiait 98 femmes ayant bénéficié d'une augmentation mammaire bilatérale par implant. Dans cette étude, la moyenne d'âge des femmes opérées était de 34 ans, et il s'agissait de femmes employées et faisant partie de la classe sociale moyenne anglaise dans 57% des cas [12].

Une étude française, réalisée dans le cadre d'un mémoire de psychologie, portant sur 46 femmes désirant une mammoplastie de réduction ou d'augmentation retrouvait également une moyenne d'âge des patientes opérées de 37,3 ans. Patientes mariées pour 85% d'entre elles et ayant une activité professionnelle pour 63% [13]. Toutes ces études et nos résultats montrent bien le piètre fondement des clichés et stéréotypes liés à la chirurgie esthétique d'augmentation mammaire. Effectivement il s'agit d'une chirurgie ayant un coût financier non négligeable, mais ces résultats montrent clairement que ce n'est pas une intervention que les femmes souhaitent réaliser sur un coup de tête, mais au contraire que ce choix fait suite à un processus de réflexion souvent long et que ce choix est lié à une demande de correction d'un défaut physique ayant un impact négatif au quotidien. Cet impact peut être de plusieurs ordres, ce à quoi notre étude à tenter de répondre.

4- Impact de la chirurgie d'augmentation mammaire par implants

4-1 Impact sur la dépression

Un état dépressif est défini comme un problème psychosomatique dû à un dérèglement de l'humeur qui ne permet alors plus l'alternance normale entre des sentiments positifs et négatifs. En effet, l'humeur se définit comme une disposition affective et émotionnelle qui conditionne la manière dont chaque individu ressent intimement les évènements, engendrant alors normalement de la joie ou de la tristesse.

Dans notre étude, 29,4% des femmes exprimaient un état dépressif caractérisé selon l'échelle de dépression de Hamilton avant la chirurgie esthétique d'augmentation mammaire. Ces données sont comparables à celles de l'étude

36

française de 2003 [13] où il était retrouvé un pourcentage de femmes ayant une dépression caractérisée de 35% en pré-opératoire. Une autre étude de 1999, portant sur 103 patients de chirurgie esthétique retrouvait elle, 20% de patients déprimés selon l'échelle de Montgomery-Åsberg (MADRS) [14]. Par ailleurs, une étude cas-témoins en Australie faisait apparaître des taux élevés de morbidité psychiatrique et de plaintes dysmorphiques chez les sujets candidats à une chirurgie esthétique [15]. La prévalence des symptômes dépressifs chez ces patientes est donc connue depuis longtemps [16-17]. Mais, dans ce domaine, les données de la littérature sont difficiles à comparer et à analyser en raison de la grande variabilité des taux de troubles psychiatriques retrouvés selon les types de questionnaires ou de mesures utilisés [18]. Une étude récente a démontré que 36% des femmes qui ont subi une augmentation mammaire avait consulté un psychiatre ou un psychologue à un moment dans leur vie pour une dépression, une anxiété ou un problème de gestion du stress [19].

Par ailleurs, les populations étudiées dans le domaine de la chirurgie esthétique étant plus jeunes que celles habituellement étudiées dans les études épidémiologiques de dépression (cinquième décennie) on peut supposer que la prépondérance de syndromes dépressifs dans ces populations n'en est que plus significative. Il a toujours été très difficile d'évaluer la prévalence des troubles dépressifs, même dans les pays industrialisés comme le nôtre. Ces dernières années, les 5 études menées en France sur la prévalence de la dépression dans la population générale ont mis en évidence une augmentation du nombre de patients souffrant d'une dépression [20-21-22-23-24]. Quelle que soit la tranche d'âge, la prévalence est en moyenne plus élevée chez la femme (20 %) que chez l'homme (6 %). La prévalence annuelle du trouble dépressif majeur est quant à elle de 9%.
Le faible taux de dépression retrouvé dans notre étude est en partie expliqué par une sélection rigoureuse des patientes par le chirurgien lors des consultations préopératoires.

Nous avons démontré dans cette étude qu'il existait une amélioration significative du score de Hamilton après la chirurgie, avec un score moyen postopératoire reculant de 1,94 ($p<0,001$).

Cette amélioration post-opératoire était également retrouvée dans l'étude de psychologie concernant 46 femmes opérées d'une augmentation ou réduction mammaire, où seulement 8,7% de ces femmes étaient considérées en dépression 6 mois après l'intervention, contre 30,4% auparavant.

Du fait du délai de 6 mois après la chirurgie, il est évidemment difficile de conclure quant à la pérennité des effets positifs sur les symptômes dépressifs observés dans cette étude. Il serait donc intéressant d'effectuer un suivi postopératoire à long terme des patientes opérées d'augmentation mammaire pour confirmer la stabilité de l'amélioration de leur thymie tout en ayant conscience de la difficulté à recueillir un nombre suffisant de réponses longtemps après la chirurgie.

Une étude américaine de 1991 publiée dans la revue américaine de chirurgie plastique et esthétique avait passé en revue la longue expérience de l'auteur principal concernant l'association du traitement chirurgical et psychologique de 100 patients de chirurgie esthétique présentant d'importants troubles psychologiques [25]. Dans cette étude, les patients qui par définition présentaient des troubles psychologiques importants, habituellement considérés comme une contre-indication absolue pour une chirurgie esthétique, avaient été opérés et réévaluées à distance afin de déterminer l'impact psychologique de la chirurgie esthétique. Le suivi moyen de ces patients était de 6,2 ans, avec un patient revu 25 ans après sa chirurgie. Sur les patients qui ont subi cette intervention esthétique, 82,8% ont eu impact psychologique positif, 13,8 % ont eu une amélioration psychologique minimum, et 3,4 % ont été affectés négativement par la chirurgie. Durant toute la durée du suivi clinique, il n'y a eu aucun procès, aucun suicide, ni aucune décompensation psychotique.

Cette étude suggère donc qu'une amélioration psychologique après une chirurgie esthétique est réelle, mais aussi et surtout qu'elle est durable dans le temps. Cette étude montre aussi que les chirurgiens plasticiens récusent un nombre important de patients pour des raisons de troubles psychologiques profonds, alors que la réalisation combinée d'un suivi psychiatrique et de l'intervention chirurgicale esthétique qu'ils souhaiteraient permettrait dans une large proportion de leur apporter un bénéfice psychologique indéniable.

4-2 Impact sur l'image du corps et l'estime de soi

La notion d'image du corps appartient au champ conceptuel de la psychanalyse.

Paul Schilder, médecin psychiatre et inventeur du concept d'image du corps, ce concept dès le début du 20ème siècle comme «l'image de notre propre corps que nous formons dans notre esprit, autrement dit, la façon dont notre corps nous apparaît à nous-même » [26].

L'image du corps représente alors la somme des jugements conscients et inconscients que nous portons à l'égard de notre propre corps. Cette image du corps englobe donc l'ensemble des perceptions présentes et passées.

Bob Price a plus récemment actualisé le concept d'image du corps et ainsi individualisé l'image du corps en trois composantes : *le corps réel, le corps idéal et l'apparence* [27].

Le corps réel

Le corps réel représente le corps tel qu'il existe, tributaire de l'hérédité et transformé par l'usure du temps et les agressions du milieu. C'est en quelque sorte une composante de l'environnement. Le corps réel change à la fois parce qu'il vieillit d'une part, et parce qu'on l'utilise en permanence d'autre part. De même, les traumatismes, le cancer, l'infection et la malnutrition peuvent changer de manière radicale le corps réel. Le corps réel peut aussi ne pas avoir évolué de manière naturelle avec le temps, comme dans le cas d'une atrophie mammaire ou d'une malformation mammaire comme les seins tubéreux par exemple. Un regard réaliste sur les possibilités et les limites du corps réel constitue souvent l'élément déclenchant d'une réflexion autour de ce qui menace l'image corporelle et d'une prise de conscience de l'existence d'une perturbation de l'image corporelle.

Le corps idéal

Le corps idéal, lui, concerne l'image mentale du corps rêvé et des prouesses qu'il devrait accomplir. La conception du corps idéal est profondément influencée par les normes socioculturelles, par la publicité et par les diverses modes concernant la forme physique et la santé. Il s'agit donc par exemple du désir profond d'avoir une poitrine plus généreuse « comme les autres ». L'image mentale de ce corps idéal peut cependant être perturbée par une altération du corps réel et toute perturbation du corps idéal peut affecter directement l'équilibre mental et physique de la personne.

L'apparence

Le corps réel s'harmonise rarement avec l'image qu'on se fait du corps idéal et c'est pour essayer de faire correspondre le rêve à la réalité que l'on se présente d'une certaine façon aux yeux des autres. L'apparence est, littéralement, la façon dont on présente son corps au monde extérieur : la façon de s'habiller, de se coiffer et de soigner sa présentation, de marcher, de parler ou de bouger. La mode (qui touche principalement le corps idéal) peut changer radicalement l'apparence d'une personne. De même, une intervention de chirurgie esthétique, qui touche le corps réel pour se rapprocher du corps idéal, peut aussi changer radicalement l'apparence.

Pour améliorer son image du corps on peut donc agir de manière ciblée sur le corps réel (en subissant une chirurgie d'augmentation mammaire par implants par exemple), sur le corps idéal (en relativisant cette image mentale de la poitrine rêvée) ou sur l'apparence (en portant des soutiens gorges rembourrés par exemple).

L'estime de soi se définit elle, comme le résultat d'une autoévaluation. Pour Michelle Larivey, psychologue, il s'agit en quelque sorte d'un baromètre révélant dans quelle mesure nous vivons en concordance avec nos valeurs [28]. L'estime de soi se manifeste donc par la fierté que nous avons d'être nous-même et repose sur l'évaluation continue de nos actions ou de notre apparence. Que nous en ayons conscience ou non, l'évaluation que nous faisons de notre propre image nous atteint toujours. Pour chaque partie de notre corps subjectivement importante, nous émettons un verdict résumé en ces termes: "mon poids est valable à mes yeux" ou "ma poitrine n'est pas valable". Dans le premier cas l'action me valorise alors que je peux être en surpoids médicalement parlant, tandis que dans le deuxième cas, je suis dévalorisé à mes yeux, alors que ma poitrine peut être absolument harmonieuse avec le reste de mon corps.

Tant l'image corporelle que l'estime de soi sont modifiées chez les femmes ayant bénéficiée d'une chirurgie esthétique et plus encore dans le cas d'une augmentation mammaire [29-30]. En effet, avant l'intervention, l'image corporelle était jugée médiocre chez 23,8% des patientes de notre étude et l'estime de soi altérée chez 50,0% des patientes.

Nos résultats ont montré que cette intervention chirurgicale à visée esthétique contribuait significativement à l'amélioration de l'image du corps pour 85,2% des patientes et à l'amélioration de l'estime de soi chez 68% des patientes. Ces résultats ne font que renforcer ce que l'on retrouve dans plusieurs autres études, où il existe également une amélioration de l'image corporelle et de l'estime de soi après différentes interventions esthétiques.

En effet, cette amélioration post-chirurgicale est relatée dans l'étude de Özgür qui étudiait 100 sujets ayant bénéficié d'une chirurgie esthétique *(toutes interventions confondues)*, 100 patients ayant bénéficié d'une chirurgie reconstructrice et 100 témoins. Les patients des groupes chirurgicaux, qui témoignaient de plaintes physiques, psychologiques et sociales, amélioraient l'estime qu'ils avaient d'eux mêmes après l'acte opératoire, ainsi que leur qualité de vie. Les patients du groupe « esthétique » arguaient d'une meilleure qualité de vie que les patients des deux autres groupes et d'une estime de soi en post-opératoire, comparable à celle du groupe témoin [31].

Cette nette amélioration de l'image du corps après mammoplastie a également été décrite dans une étude américaine de 2009 portant sur 455 femmes opérées d'une augmentation mammaire par implants [32] et dans une étude datant de 1986 [33]. Dans cette dernière étude analysant 11 femmes ayant subi une réduction mammaire, l'auteur relève que les opérées qui avaient, avant chirurgie, une distorsion de l'image de leur corps, une mauvaise estime d'elles-mêmes et un profil psychologique perturbé, amélioraient ces critères après mammoplastie. Elles avaient également une meilleure vision de leur féminité et de leur attirance sexuelle.

Selon les patientes, la restauration d'une image corporelle satisfaisante est le but recherché en réalisant une chirurgie esthétique et principalement une chirurgie d'augmentation mammaire [34-35-36]. L'objectif visé qui est de trouver ou retrouver une harmonie entre le corps et la poitrine semble donc être atteint par les patientes de notre étude.

4-3 Impact sur la sexualité

Contrairement à ce que l'on pourrait penser, nous ne retrouvons pas de lien évident entre la sexualité et une chirurgie d'augmentation mammaire, tant au niveau du profil   préopératoire des patientes, que du point de vue d'une amélioration post-chirurgicale, ici non significative (p>0,05).

Le score ASEX, habituellement utilisé aux Etats-Unis pour les patients dépressifs, est par exemple plus bas dans notre population (11,46) que dans la population générale américaine (13,5) et que dans une population de patients dépressifs (20,3) [4].

Dans l'étude ELIXIR qui évaluait la dysfonction sexuelle de 4557 patients vivant en France et présentant une dépression, le score ASEX moyen de ces patientes était de 21,4 [37]. Dans une autre étude, conduite en France par l'INSERM sur 22 000 sujets en 1993 [38], il existait près de 33% des femmes faisant état de troubles de la fonction sexuelle.

Moins de 20% des femmes déclaraient présenter une dysfonction sexuelle, dans notre étude. Nous nous situons donc au dessous des scores habituellement retrouvés et ce malgré les 30 % de femmes déprimées en préopératoire qui aurait pu modifier nos chiffres vers des scores ASEX plus élevés.

Lorsque l'un des symboles de la féminité est chirurgicalement amélioré, la dimension esthétique s'exprime pleinement, mais il existe une dimension sexuelle que la patiente, par pudeur, n'exprime pas forcément. Cette pudeur peut, en partie, expliquer l'amélioration post-opératoire non significative d'une éventuelle dysfonction sexuelle préexistante.

Il ne faut cependant pas négliger la dimension sexuelle de ces interventions chirurgicales esthétiques. Pour R. Feiss (psychiatre) [39], qui a travaillé à la préparation psychologique de 205 patientes en vue d'une intervention de chirurgie esthétique, les attentes sexuelles des patientes ne doivent pas être ignorées. Il est primordial de détecter et comprendre ces attentes et éventuellement orienter la patiente vers un psychiatre dans certains cas. Une bonne compréhension des attentes en préopératoire peut réduire la déception postopératoire, même si l'intervention est techniquement réussie.

5- Corrélation entre les tests

Notre analyse statistique a confirmé à la fois le lien entre l'estime de soi et la dépression [40-41], et à la fois le lien entre l'image du corps et l'estime de soi que Limb avait déjà rapporté dans son étude [42]. Un syndrome dépressif ne doit pas être une limitation à la chirurgie mammaire esthétique, à la condition qu'il soit détecté, reconnu et pris en considération conjointement par le chirurgien et le psychiatre [43]. Nous comprenons désormais mieux le mécanisme d'amélioration de l'humeur chez les patientes dont l'indication opératoire a été posée de manière sincère et réaliste. En effet, si la souffrance psychologique décrite par la patiente avant l'intervention est analysée et dépistée comme étant strictement liée à une altération de l'image du corps. On sait désormais qu'en améliorant cette image du corps, c'est à dire en permettant à la patiente de retrouver une féminité par une poitrine harmonieuse, on lui permettra ainsi d'avoir une meilleure estime de soi et donc d'influer positivement sur un syndrome dépressif.

6- Satisfaction post-opératoire

Comme pour la plupart des chirurgies plastique et esthétique, le taux de satisfaction postopératoire est très élevé et dépasse même souvent l'attente des patientes [44]. Même si la chirurgie n'a pas eu d'impact statistique sur l'image du corps et sur l'estime de soi de toutes les patientes, le taux de satisfaction postopératoire dans notre étude, tant des patientes que de leur conjoint est très élevé. On rappelle que le chirurgien ayant réalisé l'intervention chirurgicale n'avait en aucun cas accès aux réponses fournies par ses patientes. Les patientes pouvaient donc fournir une impression générale négative sans gêne vis à vis de leur chirurgien. Il ne peut donc exister aucun biais concernant ces réponses. En effet, certaines femmes n'osent pas signaler directement à leur chirurgien qu'il existe un problème ou qu'elles sont déçues du résultat. D'où l'importance de l'anonymat dans notre étude pour une analyse fiable et réelle des réponses.

Pour expliquer ces taux de satisfaction post-opératoire élevés, il faut en premier lieu rappeler qu'une sélection qualitative des chirurgiens plasticiens participants avait été effectuée en amont de l'étude. Le recours à un chirurgien plasticien qualifié et compétent permet naturellement, en dehors d'une complication toujours possible, d'optimiser le taux de réussite de l'intervention chirurgicale pratiquée.

Par ailleurs, dans le cas de l'augmentation mammaire par implants, il s'agit avant tout d'une correction d'un défaut physique pour tendre vers une image de la poitrine en harmonie avec l'ensemble du corps. Il ne s'agit en aucun cas d'une transformation du corps. Il n'existe donc pas de « changement d'identité corporelle » de la patiente, qui pourrait l'amener à ne pas se reconnaître dans son « nouveau corps » et donc à ainsi rejeter le résultat.

Il est évidemment entendu que cette démarche n'est valable que quand la demande initiale correspond bien à une atrophie ou une hypotrophie mammaire. En effet, lorsque la demande de correction initiale est fantasque et que le chirurgien accède à cette demande, le résultat physique est rarement en harmonie avec le corps de la patiente. Dans ces cas, heureusement rares, les résultats physiques et psychologiques peuvent être dramatiques.

Il est donc indispensable et nécessaire que le chirurgien puisse détecter en amont de toute intervention chirurgicale un problème psychologique majeur. Dans ce cas, le recours à un spécialiste de la parole est primordial. Le psychiatre peut alors réaliser une préparation psychologique de la patiente qui lui sera naturellement bénéfique, afin que cette dernière se présente le jour de l'intervention dans les meilleures dispositions. Cette préparation psychologique est également primordiale pour le chirurgien plasticien, qui pourra alors se concentrer sur sa technique opératoire sans craindre une insatisfaction psychogène et le procès qui l'accompagne souvent. Dans son travail dans le domaine de la chirurgie esthétique, R. Feiss ne décrit aucune insatisfaction psychologique post-opératoire chez les patientes qui avaient accepté une démarche de préparation psychologique à l'intervention chirurgicale esthétique [39]. R. Feiss précise également qu'en se plaçant dans l'hypothèse d'une intervention chirurgicalement réussie, mais lorsque le chirurgien a surestimé la capacité d'adaptation du patient à sa nouvelle image du corps, une intervention psychologique en post opératoire est extrêmement complexe. Le travail psychothérapique se heurte alors au réel inaccepté qui oblitère alors durablement les tenants et aboutissants de la demande initiale. Dans ces cas extrêmes, le chirurgien devient alors un ennemi qui a raté son intervention et l'intervention de chirurgie esthétique a alors failli à son rôle de reconstruction narcissique.

CONCLUSION

Dans le colloque singulier entre la patiente et le chirurgien, l'indication d'une chirurgie esthétique d'augmentation mammaire par implants est toujours posée selon des critères morphologiques que sont l'atrophie ou l'hypotrophie mammaire.

Cette demande de correction chirurgicale est le plus souvent motivée par le fait que la patiente ne se supporte plus telle qu'elle. Il s'agit donc d'une demande avant tout liée à une altération de l'image du corps.

La sexualité ne fait quasiment jamais partie de la demande et nous avons établi qu'il n'y avait que très peu d'évolution de la qualité de la relation sexuelle après l'intervention.

Au-delà des apparences trompeuses et futiles, la souffrance psychologique est sous-jacente et toujours présente dans le cadre de la demande d'une augmentation mammaire. Il est donc évident et logique de parler d'une réelle « pathologie de l'image du corps » au sens éthymologique du terme « pathologie » [45].

Cette étude prouve clairement que la mammoplastie d'augmentation par implants à visée esthétique permet d'améliorer de façon significative l'image du corps, avec comme corollaire une amélioration significative de l'estime de soi.

Sans toutefois pouvoir affirmer que l'éventualité d'un syndrome dépressif préopératoire est directement liée à cette altération de l'image du corps, nous avons établi que l'amélioration de cette image du corps permettait le rétablissement de l'estime de soi et donc d'améliorer significativement la thymie. Cette corrélation entre l'amélioration de l'estime de soi et l'amélioration de la thymie est également statistiquement validée.

L'objectif de cette chirurgie à visée esthétique consiste donc à apaiser la souffrance physique et psychique de la patiente afin de lui permettre de mieux être et donc de mieux vivre.

47

Un syndrome dépressif ne doit donc plus être un obstacle à la chirurgie esthétique en particulier mammaire à condition toutefois que celui-ci soit dépisté, reconnu et pris en considération conjointement par le chirurgien et le psychiatre.

Ainsi nous pouvons affirmer que la réponse chirurgicale à une souffrance psychologique qui est strictement liée à une altération de l'image du corps n'est pas une gageure et que par le rétablissement l'estime de soi, **la chirurgie esthétique d'augmentation mammaire par implants exerce pleinement une fonction thérapeutique.**

BIBLIOGRAPHIE

[1] Préambule à la Constitution de l'Organisation Mondiale de la Santé, tel qu'adopté par la Conférence internationale sur la santé, New-York, 19-22 juin 1946 ; signé le 22 juillet 1946 par les représentants de 61 Etats. 1946 ; (actes officiels de l'Organisation Mondiale de la Santé, n°2, p. 100) et entré en vigueur le 7 avril 1948.

[2] Hamilton M. Development of a rating scale for primary depressive illness. Br J Soc Clin Psychol.1967 Dec; 6(4): 278-96.

[3] American Psychiatric Association. (1994). Diagnostic and statistical manual of mental disorders (4th ed.). Washington, DC: Author.

[4] American Psychiatric Association. (2000). Diagnostic and statistical manual of mental disorders (4th ed., text rev.). Washington, DC: Author

[5] Derogatis LR, Melisaratos N. The DFSI : a multidimensional measure of sexual functionning. J Sex Marital Ther. 1979; 5(3): 244-81.

[6] Boisvert JM, Comeau S. (1985). Un ensemble de mesures cliniques, traduit de W.W. Hudson, inédit.

[7] Hudson, W. W. (1982). Index of Self-Esteem. In J. Fischer & K. Corcoran (Eds.), Measures for clinical practice and research (vol. 2, 4th ed). pp.188-89. New York: Oxford University.

[8] Mc Gahuey C, Gelenberg AJ, Laukers CA & al.The Arizona Sexual Experience Scale (ASEX): reliability and validity. *J Sex Marital Ther*. 2000; 26(1): 25-40.

[9] Crerand CE, Infield AL, Sarwer DB. Psychological considerations in cosmetic breast augmentation. Plast Surg Nurs. 2007; 27(3): 146-54.

[10] Crerand CE, Infield AL, Sarwer DB. Psychological considerations in cosmetic breast augmentation. Plast Surg Nurs. 2001; 29(1): 49-57; quiz 58-9.

[11] Didie ER, Sarwer DB. Factors that influence the decision to undergo breast augmentation surgery. J Womens Health. 2003; 12(3): 241-53.

[12] Wong M, Moledina J, Park A. A retrospective study examining the socioeconomic backgrounds of women undergoing bilateral breast augmentation at a private hospital in the United Kingdom. Aesthetic Plast Surg. 2007; 31(5): 566-9.

[13] Trussard B, De Mortillet S. Fonction thérapeutique de la chirurgie esthétique du sein. Congrès SOFCEP, Biarritz. 2009.

[14] Meningaud JP, Benadiba L, Servant JM, Herve C, Bertrand JC, Pelicie Y. Depression, anxiety and quality of life among scheduled cosmetic surgery patients: multicentre prospective study. J Craniomaxillofac Surg. 2001; 29(3): 177-80.

[15] Kisely S, Morkell D, Allbrook B, Briggs P, Jovanovic J. Factors associated with dysmorphic concern and psychiatric morbidity in plastic surgery outpatients. Aust N Z J Psychiatry. 2002; 36(1): 121-6.

[16] Schlebusch L. Negative bodily experience and prevalence of depression in patients who request augmentation mammoplasty. S Afr Med J. 1989; 75(7): 323-6.

[17] Hasan JS. Psychological issues in cosmetic surgery: a functional overview. Ann Plast Surg. 2000; 44 (1): 89-96.

[18] Sarwer DB, Wadden TA, Pertschuk MJ, Whitaker LA. The Psychology of cosmetic surgery: a review and reconceptualization. Clin Psychol Rev. 1998; 18 (1): 1-22.

[19] Walden JL, Panagopoulous G, Shrader SW. Contemporary decision making and perception in patients undergoing cosmetic breast augmentation. Aesthet Surg J. 2010; 30(3):395-403.

[20] Le Pape A, Lecomte T.Prévalence et prise en charge médicale de la dépression, France 1996-1997. Paris: CREDES; 1999.

[21] Lepine JP, Gastpar M, Mendelwicz J et al. Depression in the communauty: the first pan-european study DEPRES (Depression Research in European Society). Int. Clin. Psychopharmacology. 1998; 12(1): 19-29.

[22] Lepine JP. Étude épidémiologique des troubles dépressifs et anxieux dans la population générale. Ann Med Psychol 1993;151:618-23.

[23] Kovess V, Gysens S, Chanoit PF. Une enquête de santé mentale : l'enquête de

santé des Franciliens. Ann Med Psychol 1993; 151:624-8.

[24] Lecrubier Y, Boyer P, Lépine JP, Weiller E. Results from the Paris Centre. In:Üstun TB, Sartorius N, eds. Mental illness in general health care: an international study. Chichester: John Wiley; 1995.p. 210-25.

[25] Edgerton MT, Langman MW, Pruzinsky T. Plastic surgery and psychotherapy in the treatment of 100 psychologically disturbed patients. Plast Reconstr Surg. 1991; 88(4): 594-608.

[26] Schilder P. L'image du corps. Edition Gallimard, 1968.

[27] Price B. A model for body-image care. J Adv Nurs. 1990 ; 15(5) : 585-593.

[28] Larivey M. La letter du psy. 2002; Volume 6, Numéro 3.

[29] Solvi AS, Foss K, Van Soest T, Roald HE, Skolleborg KC, Holte A. Motivational factors and psychological processes in cosmetic breast augmentation surgery. J Plast Reconstr Aesthetic Surg. 2010; 63(4): 673-80.

[30] Soest T, Kvalem IL, Roald HE, Skolleborg KC. The effects of cosmetic surgery on body image, self-esteem, and psychological problems. J Plast Reconstr Aesthet Surg. 2009; 62(10):1238-44.

[31] Ozgur F, Tuncali D, Guler Gursu K. Life satisfaction, self-esteem, and body image: a psychosocial evaluation of aesthetic and reconstructive surgery candidates. Aesthetic Plast Surg. 1998; 22(6): 412-9.

[32] Murphy DK, Beckstrand M, Sarwer DB. A prospective, multi-center study of psychosocial outcomes after augmentation with natrelle silicone-filled breast implants. Ann Plast Surg. 2009; 62(2): 118-21.

[33] Hollyman JA, Lacey JH, Whitfield PJ, Wilson JS. Surgery for the psyche : a longitudinal study of women undergoing reduction mammoplasty. Br J Plast Surg. 1986; 39(2): 222-4.

[34] Sarwer DB, laRossa D, Bartlett SP, Low DW, Bucky LP, Whitaker LA. Body image concerns of breast augmentation patients. Plast Reconstr Surg. 2003; 112(1): 83-90.

[35] Park LE, Calogero RM, Harwin MJ, DiRaddo AM. Predicting interest in cosmetic surgery: interactive effects of appearance-based rejection sensitivity and negative appearance comments. Body image. 2009; 6(3): 186-93.

[36] Gladfelter J, Murphy D. Breast augmentation motivations and satisfaction: a prospective study of more than 3,000 silicone implantations. Plast Surg Nurs. 2008; 28(4):170-4.

[37] Bonierbale M, Lançon C, Tignol J. The ELIXIR study: evaluation of sexual dysfunction in 4557 depressed patients in France. 2003. Curr Med Res Opin. 2003; 19(2): 114-24.

[38] Spira A, Bajos N. Les comportements sexuels en France. 1993. INSERM, Paris.

[39] Feiss R. Chirurgie esthétique, la préparation psychologique. Ann Chir Plast Esthet. 2003 ; 48(5): 296-8.

[40] Franck E, De Raedt R. Self-esteem reconsidered: unstable self-esteem outperforms level of self-esteem as vulnerability marker for depression. Behav Res Ther. 2007; 45(7): 1531-41.

[41] Franck E, De Raedt R De Houwer J. Implicit but not explicit self-esteem predicts future depressive symptomatology. Behav Res Ther. 2007; 45(10): 2448-55.

[42] Limb M. A study investigating the relationships between self-esteem and body-esteem in adult males and females undergoing limb reconstruction procedures. Journal Orthopaedic Nursing. 2006; 10:15-20.

[43] Figueroa-Haas C. Psychological issues associated with breast augmentation. Issues Ment Health Nurs. 2009; 30(6): 377-82.

[44] Swanson E. Prospective outcome study of 225 cases of breast augmentation. Plast Reconstr Surg. 2013 May;131(5):1158-66.

[45] Flageul G. La finalité thérapeutique de la chirurgie esthétique. Lettre d'actualités de la chirurgie plastique. Septembre 2013.

ANNEXE 1 : CHIRURGIENS PARTICIPANTS

CHIRURGIEN	SECTEUR	VILLE D'EXERCICE
Docteur ATLAN M.	Public	TOURS
Docteur BAHE L.	Public	TOURS
Docteur CAMMAN F.	Privé	BEZIERS
Docteur DE MORTILLET S.	Privé	TOURS
Docteur FASSIO E.	Privé	MONTPELLIERS
Docteur FORME N.	Public	TOURS
Docteur FYAD JP.	Privé	NANCY
Docteur GUILLOU-GARNIER MF.	Privé	TOURS
Docteur JOLY-FRADIN N.	Privé	TOULOUSE
Docteur LAVIGNE B.	Privé	TOULOUSE

Docteur LEFEBVRE P.	Privé	NIMES
Docteur MASUREL T.	Privé	PERPIGNAN
Docteur QUIGNON R.	Public	TOURS
Docteur QUILLOT M.	Privé	BRIVE LA GAILLARDE
Docteur SABOYE J.	Privé	TOULOUSE

ANNEXE 2 : ECHELLE DE DEPRESSION DE HAMILTON

ECHELLE DE DEPRESSION DE HAMILTON

1) <u>HUMEUR DEPRESSIVE</u> (tristesse, sentiment d'être sans espoir, impuissant, auto-dépression).

0 : Absent.

1 : Ces états affectifs ne sont signalés que si l'on interroge le sujet.

2 : Ces états affectifs sont signalés verbalement spontanément.

3 : Le sujet communique ces états affectifs non verbalement, par exemple par son expression   faciale, son attitude, sa voix et sa tendance à pleurer

4 : Le sujet ne communique pratiquement que ces états affectifs dans ses communications spontanées et non verbales.

2) SENTIMENTS DE CULPABILITE

0 : Absent

1 : S'adresse des reproches à lui-même, a l'impression qu'il a causé un préjudice à des gens.

2 : Idées de culpabilité ou rumination sur des erreurs passées ou sur des actions condamnables

3 : La maladie actuelle est une punition. Idées délirantes de culpabilité.

4 : Entend des voix qui l'accusent ou le dénoncent et/ou a des hallucinations visuelles menaçantes.

3) SUICIDE

0 : Absent

1 : A l'impression que la vie ne vaut pas la peine d'être vécue.

2 : Souhaite être mort ou équivalent ; toute pensée de mort possible dirigée contre lui-même.

3 : Idées ou geste de suicide.

4 : Tentatives de suicide (coter 4 toute tentative sérieuse).

4) INSOMNIE DU DEBUT DE LA NUIT

0 : Pas de difficulté à s'endormir.

1 : Se plaint de difficultés éventuelles à s'endormir, par ex. de mettre plus d'une demi-heure.

2 : Se plaint d'avoir chaque soir des difficultés à s'endormir.

5) INSOMNIE DU MILIEU DE LA NUIT

0 : Pas de difficulté.

1 : Le malade se plaint d'être agité et troublé pendant la nuit.

2 : Il se réveille pendant la nuit (coter 2 toutes les fois où le malade se lève du lit – sauf si c'est pour uriner).

6) INSOMNIE DU MATIN

0 : Pas de difficulté.

1 : Se réveille de très bonne heure le matin, mais se rendort.

2 : Incapable de se rendormir s'il se lève.

7) TRAVAIL ET ACTIVITES

0 : Pas de difficulté.

1 : Pensées et sentiments d'incapacité, fatigue ou faiblesse se rapportant à des activités professionnelles ou de détente.

2 : Perte d'intérêt dans les activités professionnelles ou de détente, ou bien décrite directement par le malade, ou indirectement par son apathie, son indécision et ses hésitations (il a l'impression qu'il doit se forcer pour avoir une activité).

3 : Diminution du temps d'activité ou diminution de la productivité.

A l'hôpital, coter 3 si le malade ne passe pas au moins 3h par jour à des activités (aide aux infirmières ou thérapie occupationnelle – (à l'exclusion des tâches de routine de la salle).

4 : A arrêté son travail en raison de sa maladie actuelle. A l'hôpital, coter 4 si le malade n'a aucune autre activité que les tâches de routine de salle, ou s'il est incapable d'exécuter ces tâches de routine sans être aidé.

8) RALENTISSEMENT (lenteur de la pensée et du langage, baisse de la faculté de concentration, baisse de l'activité motrice).

0 : Langage et pensées normaux.

1 : Léger ralentissement à l'entretien.

2 : Ralentissement manifeste à l'entretien.

3 : Entretien difficile.

4 : Stupeur, entretien impossible.

9) AGITATION

0 : Aucune.

1 : Crispations, secousses musculaires.

2 : Joue avec ses mains, ses cheveux, absence de repos.

3 : Bouge, ne peut rester assis tranquille.

4 : Se tord les mains, ronge ses ongles, arrache ses cheveux, se mord les lèvres.

10) ANXIETE PSYCHIQUE

0 : Aucun trouble.

1 : Tension subjective et irritabilité (anxiété légère).

2 : Se fait du souci à propos de problèmes mineurs (anxiété modérée).

3 : Attitude inquiète, apparente dans l'expression faciale et le langage (anxiété sévère).

4 : Peurs exprimées sans qu'on pose de questions (anxiété invalidante).

11) ANXIETE SOMATIQUE

0 : Absente.

1 : Discrète (gastro-intestinaux, bouche sèche, troubles digestifs, diarrhée, coliques, éructations).

2 : Moyenne.

3 : Grave (cardio-vasculaire : palpitations, céphalées).

4 : Frappant le sujet d'incapacité fonctionnelle (respiratoires : hyper-ventilation, soupirs, pollakiurie, transpiration).

12) SYMPTOMES SOMATIQUES GASTRO-INTESTINAUX

0 : Aucun.

1 : Perte d'appétit, mais mange sans y être poussé par les infirmières.
Sentiment de lourdeur abdominale.

2 : A des difficultés à manger en l'absence d'incitations du personnel. Demande ou a besoin de laxatifs, de médicaments intestinaux ou gastriques.

13) SYMPTOMES SOMATIQUES GENERAUX

0 : Aucun.

1 : Lourdeur dans les membres, dans le dos ou la tête. Douleurs dans le dos, céphalées, douleurs musculaires. Perte d'énergie et fatigabilité.

2 : Coter 2 au cas où n'importe quel symptôme est net.

14) SYMPTOMES GENITAUX (symptômes tels que : perte de libido, troubles menstruels).

0 : Absents.

1 : Légers.

2 : Graves.

15) HYPOCONDRIE

0 : Absente.

1 : Attention concentrée sur son propre corps.

2 : Préoccupation sur sa santé.

3 : Plaintes fréquentes, demandes d'aide, conviction d'être malade physiquement.

4 : Idées délirantes hypocondriaques.

16) PERTE DE POIDS (d'après les dires du malade)

0 : Pas de perte de poids.

1 : Perte de poids probable liée à la maladie actuelle.

2 : Perte de poids certaine (suivant ce que dit le sujet).

<u>PERTE DE POIDS</u> (appréciée par pesées)

0 : Moins de 500 g de perte de poids par semaine.

1 : Plus de 500 g de perte de poids par semaine.

2 : Plus de 1 kg de perte de poids par semaine.

17) <u>PRISE DE CONSCIENCE</u>

0 : Reconnaît qu'il est déprimé et malade.

1 : Reconnaît qu'il est malade, mais l'attribue à la nourriture, au climat, au surmenage,

à un virus, à un besoin de repos…

2 : Nie qu'il est malade.

Score total (facultatif, calculé automatiquement à la saisie)   _____

Quelle image avez-vous de votre corps ?

Ci-dessous sont citées quelques assertions sur la manière dont vous voyez votre propre corps. Veuillez indiquer à quel degré chacune de ces assertions vous concerne en entourant le chiffre qui décrit le mieux ce que vous ressentez.

Cotation

0 : pas du tout

1 : légèrement

2 : modérément

3 : assez bien

4 : extrêmement

1. Je suis moins attirante que je ne voudrais l'être   **0-1-2-3-4**

2. Je suis trop grosse   **0-1-2-3-4**

3. J'aime être vue en maillot de bain   **0-1-2-3-4**

4. Je suis trop mince   **0-1-2-3-4**

5. Je serai ennuyée d'être vue nue par quelqu'un qui m'aime   **0-1-2-3-4**

6. Je suis trop petite   **0-1-2-3-4**

7. Il y a des parties de mon corps que je n'aime pas du tout   **0-1-2-3-4**

8. Je suis trop grande   **0-1-2-3-4**

9. Je suis trop poilue   0-1-2-3-4

10. Mon visage est attirant   0-1-2-3-4

11. J'ai un corps bien fait et bien proportionné   0-1-2-3-4

12. J'ai une poitrine attirante   0-1-2-3-4

13. Les hommes trouveraient mon corps attirant   0-1-2-3-4

14. J'ai des jambes attirantes   0-1-2-3-4

15. Je suis satisfaite de l'aspect de mon sexe   0-1-2-3-4

ANNEXE 4 : QUESTIONNAIRE « ESTIME DE SOI »

<u>Questionnaire concernant l'estime de soi</u>

Il a pour but de mesurer comment vous vous voyez vous-même. Il ne s'agit pas d'un test, il n'y a donc pas de réponses vraies ou fausses. Répondez à chaque item avec le plus d'attention et de précision possible, en plaçant après chaque item l'un des numéros suivants :

1 **Rarement ou jamais**

2 **Peu souvent**

3 **Quelquefois**

4 **Assez souvent**

5 **La plupart du temps ou toujours**

1. Je sens que les gens ne m'aimeraient pas s'ils me connaissaient vraiment bien. ___

2. Je sens que les autres s'arrangent beaucoup mieux que moi. ___

3. Je me trouve belle. ___

4. Quand je suis avec d'autres gens, je sens qu'ils sont heureux que je sois avec eux. ___

5. Je sens que les gens aiment vraiment parler de moi. ___

6. Je sens que je suis une personne très compétente. ___

7. Je pense que je fais une bonne impression sur les autres. ___

8. Je sens que j'ai besoin de plus de confiance en moi. ___

9. Quand je suis avec des étrangers, je suis très nerveuse. ___

10. Je pense que je suis une personne peu intéressante. ___

11. Je me trouve laide. ___

12. Je sens que les autres ont plus de plaisir que moi. ___

13. J'ai l'impression d'ennuyer les gens. ___

14. Je pense que mes ami(es) me trouvent intéressante. ___

15. Je pense que j'ai un bon sens de l'humour.

—

16. Je me sens très gênée quand je suis avec des étrangers.

—

17. Je sens que si je ressemblais plus aux autres, ça irait mieux pour moi.

—

18. Je sens que les gens sont heureux quand ils sont avec moi.

—

19. Quand je sors, je me sens mal.   —

20. Je me sens repoussée plus que les autres.

—

21. Je pense que je suis une personne plutôt sympathique.

—

22. Je sens que les gens m'aiment vraiment beaucoup.

—

23. Je trouve que je suis une personne agréable.

—

24. J'ai peur d'avoir l'air ridicule aux yeux des autres.

—

25. Mes amis me considèrent très favorablement.

—

ANNEXE 5 : QUESTIONNAIRE ASEX

<u>Questionnaire concernant votre sexualité</u>

Prenez en compte vos relations sexuelles dans la semaine précédente

1. **Quel est l'importance de votre appétit sexuel ?**
   Vos appétits sexuels sont :

1	2	3	4	5	6
Très forts	Forts	Assez forts	Plutôt faibles	Très faibles	

Absents

2. **Votre désir sexuel (excitation) survient :**

1	2	3	4	5	6
Très facilement	Facilement	Assez	Avec	Très difficilement	
		Facilement	difficulté		

Jamais

3. **Votre vagin devient-il facilement humide durant les relations sexuelles ?**

1	2	3	4	5	6
Très facilement	Facilement	Assez	Plutôt	Très difficilement	
		Facilement	difficilement		

Jamais

Si vous avez eu une activité sexuelle la semaine dernière, veuillez répondre aux questions suivantes.

Si non, laissez les questions 4 et 5 sans réponse et cochez la case correspondante.

Pas d'activité sexuelle la semaine dernière. **( )**

4. Arrivez-vous facilement à l'orgasme ?

1	2	3	4	5	6
Très facilement	Facilement	Assez	Plutôt	Très difficilement	
Orgasme					
		Facilement	difficilement		jamais
atteint					

5. Etes-vous satisfaite par l'orgasme ?

1	2	3	4	5	6
Très satisfaite	Satisfaite	Assez	Peu satisfaite	Non satisfaite	
Orgasme					
		Satisfaite			jamais
atteint					

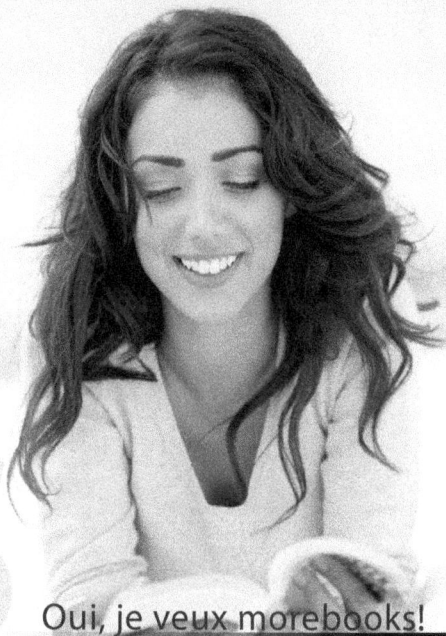

www.ingramcontent.com/pod-product-compliance
Lightning Source LLC
Chambersburg PA
CBHW021606210326
41599CB00010B/635